AF305953

DE
L'APOMORPHINE

RECHERCHES CLINIQUES

SUR UN NOUVEL ÉMÉTIQUE

PAR

J.-B. Victor BOURGEOIS,

Docteur en médecine de la Faculté de Paris,
Ancien interne de l'hôpital de Rothschild.

PARIS

ADRIEN DELAHAYE, LIBRAIRE-ÉDITEUR

PLACE DE L'ECOLE-DE-MEDECINE

1874

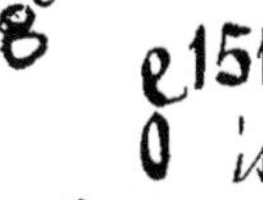

DE L'APOMORPHINE

RECHERCHES CLINIQUES

SUR UN NOUVEL ÉMÉTIQUE

DE

L'APOMORPHINE

RECHERCHES CLINIQUES

SUR UN NOUVEL ÉMÉTIQUE

PAR

J.-B. Victor BOURGEOIS,

Docteur en médecine de la Faculté de Paris,
Ancien interne de l'hôpital de Rothschild.

PARIS

ADRIEN DELAHAYE, LIBRAIRE-ÉDITEUR

PLACE DE L'ÉCOLE-DE-MÉDECINE

—

1874

INTRODUCTION.

Le travail que nous avons l'honneur de présenter à nos juges, est le résultat d'une série de recherches personnelles sur un nouveau médicament, l'apomorphine, introduit dans la matière médicale par deux savants anglais, MM. Mathiessen et Wright, auxquels revient aussi l'honneur d'en avoir indiqué la préparation et la purification.

En étudiant une substance thérapeutique nouvelle, nous étions arrêté par la crainte d'arriver peu à peu à partager des illusions d'inventeurs toujours portés à exagérer l'importance de leur invention. Rien ne nous semble plus funeste en thérapeutique, que l'engouement si fréquent quand il s'agit de nouveauté, aussi nous avons pensé que la méthode la plus impartiale et la plus sûre, était de répéter d'abord les expériences des auteurs, sur les animaux et l'homme sain, afin d'en connaître l'action physiologique, puis d'étudier d'une façon minutieuse *les effets thérapeutiques* sur le malade. Nous sommes heureux d'être arrivé ainsi à des conclusions identiques au fond avec celles de MM. Mathiessen et Wright. L'apomorphine a des qualités spéciales, répondant à des indications spéciales, et peut, par conséquent, rendre des services aux praticiens. Il nous a donc semblé utile de consigner ces résultats et de faire connaître une substance encore inusitée en France, mais dont l'usage paraît s'être répandu assez rapidement en Angleterre et en Allemagne.

Nous avons adopté la division la plus simple et en même temps la plus logique :

Historique,

Chimie et Pharmacologie,

Expériences et Observations : action physiologique,

Thérapeutique,

Conclusions.

La partie clinique a été traitée avec tout le soin possible.

D'abord parce que notre attention a été dirigée de ce côté d'une façon particulière, car nous avons cherché inutilement, il est vrai, un mode de préparation meilleur que celui qui a été indiqué par les auteurs anglais ; ensuite parce que la préparation primitive a été modifiée successivement par des recherches nouvelles.

Nous ne pouvons terminer cette introduction sans remercier M. le professeur Gubler, dont les conseils nous ont épargné bien des tâtonnements inutiles, et dont on retrouvera les idées dans le courant de cette étude.

DE

L'APOMORPHINE

RECHERCHES CLINIQUES SUR UN NOUVEL ÉMÉTIQUE

———————

Chimie et pharmacologie.

HISTORIQUE

L'histoire de l'apomorphine ne remonte pas loin. Ce corps semble avoir été obtenu pour la première fois en 1845, par un élève de Wœhler nommé Arppe. En effet, dans un travail intitulé : *Sur un changement remarquable de la morphine sous l'influence de l'acide sulfurique,* (Liebig's Annalen der Chemie und Pharmacie, t. 55), Arppe donne la description d'un corps nouveau, description incomplète, mais où l'on peut déjà reconnaître les caractères chimiques de la nouvelle base. C'était vers l'époque où les savants cherchaient à fonder l'unité des types chimiques et en transformaient les classifications. En 1848, paraît un travail de Laurent et Gerhardt, sur deux dérivés de la morphine et de la narcotine (J. de chimie et de physique, 3ᵉ série, t. 24, p. 112). Ce travail reproduit la découverte de Arppe, mais les auteurs paraissent plus préoccupés de la place à attribuer à ce nouveau produit, que de ses propriétés chimiques. Ils lui donnent le nom de sulphomorphide; et le mettent dans une même classe avec les amides et les anilides. Or les amides sont des sels ammoniacaux, moins de l'eau; les anilides. des sels d'aniline, moins de l'eau, et suivant Laurent et Gerhardt, la nouvelle substance était du sulfate de morphine, moins de l'eau :

$$C^{34}H^{36}Az^2O^8S = SO^4C^{34}H^{38}Az^2O^6 - H^2O^2,$$

d'où le nom de sulphomorphide. — Dans les idées nouvelles, les amides sont des ammoniaques composées : l'aniline elle-même en est une.

$$\left.\begin{array}{c} C^{12}H^5 \\ H \\ H \end{array}\right\} Az = C^{12}H^7Az.$$

Les anilides rentrent donc dans la classe des amides : mais on voit que ce n'est que d'une façon très-éloignée que l'on peut leur comparer l'apomorphine.

Nous retrouvons l'apomorphine dans un mémoire d'Anderson « De la constitution de la Codéine et de ses dérivés » (Edinb. Royal Society Trans. t. 20). Cette fois on l'obtint au moyen de la codéine et de l'acide sulfurique; le produit obtenu était identique, du reste, à celui d'Arppe et de Gerhardt.

La connaissance complète de l'apomorphine, de sa constitution chimique et de sa préparation est due à deux savants d'Edimbourg, MM. Mathiessen et Wright, qui étudient depuis fort longtemps et d'une façon spéciale, les alcaloïdes de l'opium. Ils l'obtiennent en chauffant la morphine avec un excès d'acide chlorhydrique dans un tube scellé pendant 2 ou 3 heures, à une température constante de 140° à 150°. Ils la font dériver de la morphine par la disparition d'un équivalent d'eau

$$C^{17}H^{19}AzO^3 - H^2O = C^{17}H^{17}AzO^2,$$

apomorphine. En même temps que la constitution chimique, ils annonçaient, les premiers, ses curieux effets sur l'organisme.

« L'action physiologique de l'apomorphine est essen- « tiellement différente de celle de la morphine. Une très- « petite dose provoque rapidement le vomissement, et « une dépression remarquable, mais transitoire et sans « suites mauvaises. Le docteur Gee dit que 1/10 de grain « administré par le procédé hypodermique ou 1/4 de « grain par la bouche, produit le vomissement en 4-6 « minutes.

« Ce nouveau corps sera probablement employé en « médecine ; nous avons préféré le nommer apomorphine « plutôt que morphine, pour éviter les erreurs de formu- « lation. »

Le travail le plus complet et le plus intéressant pour le médecin, est la thèse inaugurale de M. V. Siéberl, élève de Schmiedberg de Derpt. On en trouvera un résumé dans Archiv der Heilkunde, 1871, sous le titre de Communications du laboratoire pharmacologique de Dorpat. « Recherches sur l'action physiologique de l'apomorphine. » Dans cette thèse, faite en forme de monographie, l'auteur, visiblement épris de son sujet, entre dans une foule de détails sur ses expériences, au détriment, peut-être, des observations cliniques. Nous lui avons fait de fréquents emprunts, surtout au point| de vue des expérimentations physiologiques, mais, nous sommes loin de partager les idées, et surtout l'enthousiasme de M. Sieberl au point de vue de l'emploi thérapeutique,

Nous ne pousserons pas plus loin cet historique. Les mémoires moins importants, articles de journaux, etc., ont été rassemblés dans l'index bibliographique, qui se trouve à la fin de ce travail.

PRÉPARATION

Voici le procédé indiqué par MM. Mathiessen et Wright.

On introduit de la morphine pure avec un grand excès d'acide chlorhydrique dans un tube scellé : la proportion doit être de 1 gramme de morphine pour 10 cent. cubes d'acide ordinaire à 35°. On chauffe au bain de sable pendant 2 ou 3 heures ; la température restant stationnaire à 140° ou 150°. Pour obtenir la base formée, on casse le tube, on dissout le contenu dans de l'eau, et l'on ajoute du bicarbonate de soude en excès (et non du carbonate de soude ordinaire, ou de la soude caustique, qui ne font qu'accélérer la décomposition déjà trop facile du nouveau corps). Il se forme un abondant précipité blanc grisâtre, composé d'apomorphine impure. On reprend ce précipité par l'éther ou le chloroforme, qui le dissolvent très-facilement, tandis qu'ils ne dissoudraient pas la morphine. Si l'on agite la solution éthérée ou chloroformique avec une très-petite quantité d'acide chlorhydrique concentré, les parois du verre se recouvrent de cristaux, qui sont formés de chlorhydrate d'apomorphine.

On laisse écouler ce liquide, et on lave les cristaux à l'eau froide, puis on les recristallise par évaporation, et on les dessèche sur du papier à filtrer, sur l'acide sulfurique.

Ces cristaux ont pour formule

$$C^{17}H^{17}AzO^2HCL \text{ (chlorhydrate d'apomorphine).}$$

Lorsque l'on fait tomber quelques gouttes de bicarbonate de soude dans une solution de ce sel, il se précipite une masse d'une blancheur éclatante, devenant rapidement verte, au contact de l'air, et étant, par conséquent, d'une conservation presque impossible. L'analyse lui a assigné la formule suivante :

$$C^{17}H^{17}AzO^2 \text{ (apomorphine),}$$

ce qui justifie la théorie des savants anglais,

$$C^{17}H^{19}AzO^3 - H^2O = C^{17}H^{17}AzO^2.$$

Une deuxième préparation indiquée par les mêmes auteurs et antérieurement par Anderson, consiste à employer ClH et la codéine.

Conduits par des vues théoriques, MM. Mathiessen et Wrigt pensaient que sous l'influence de ClH, la codéine pouvait se dédoubler en eau et apocodéine (produit similaire de l'apomorphine),

$$C^{18}H^{21}AzO^3 = H^2O + C^{18}H^{19}AzO^2 \text{ (apocodéine),}$$

ou en eau, apomorphine et chlorure de méthyle,

$$C^{18}H^{21}AzO^3 + CHCl = C^2H^3Cl + H^2O + C^{17}H^{17}AzO^2.$$

Ce fut cette dernière réaction qui eut lieu : nous laissons de côté la réaction intermédiaire peu importante.

Cette préparation ne pouvait être pratique à cause de la codéine.

La préparation par la morphine et le chlorure de zinc a été décrite par M. Mayer (notice sur l'action du ZnCl sur la morphine in Rapports de la Société allemande de chimie de Berlin, février 1871). Le chlorure de zinc a la propriété de s'emparer de l'eau avec plus d'énergie encore que l'acide chlorhydrique; malheureusement l'auteur lui-même constate que la décomposition va d'ordinaire trop loin.

Enfin il reste à parler de l'ancienne préparation de Arppe, au moyen de la morphine et de l'acide sulfurique. Il nous a semblé qu'elle était un peu trop laissée de côté : le procédé est le même que pour celle de MM. Mathiessen et Wright, et le résultat est peut-être plus facilement obtenu.

On peut dire que jusqu'ici la seule préparation employée est la première. Il est probable qu'elle diffère très-peu de la préparation industrielle que nous ne connaissons pas encore. Nous avons cité textuellement MM. Mathiessen et Wright et cependant cette méthode contient encore des passages obscurs. Ainsi, la plus grande difficulté consiste à trouver la façon de retirer le précipité au moyen de l'éther. En effet il y a deux façons d'opérer : filtrer à l'abri de l'air, ou ajouter de l'éther et décanter. Dans les deux cas, l'on obtient bien difficilement les cristaux d'apomorphine, car le corps se décompose avec une rapidité extraordinaire. En effet, il est difficile, sinon impossible d'être absolument à l'abri du contact de l'air en filtrant, et quant à la solution éthérée, incolore au début, elle devient rapidement violette, preuve qu'il y a déjà un commencement de décomposition. Une évaporation rapide de cette solution éthérée donne naissance à un produit amorphe, d'un vert brunâtre, qui n'est plus de l'apomorphine, mais qui en conserve un certain nombre de propriétés, du moins physiologiques. Cette matière brune est un produit d'oxydation, probablement, car sa production s'accompagne d'une augmentation de poids.

Malgré ces difficultés, le procédé de MM. Mathiessen et Wright permet d'obtenir du chlorhydrate d'apomorphine, et il nous est arrivé, malgré notre inexpérience, d'en obtenir, sans trop grande difficulté. Il faut, en tout cas, opérer avec la plus grande rapidité, et dans un endroit aussi sec que possible. Enfin pour retirer l'apomorphine de la solution éthérée, il faut prendre soin de ne se servir que d'une très-petite quantité de ClH concentré.

Quelle que soit du reste, la méthode dont on se sert, l'apomorphine obtenue ne dépasse guère en rendement, cinq à dix pour cent de la morphine employée; ce résultat confirme ce que nous avons dit de la difficulté de sa préparation, et surtout de sa purification.

Les propriétés physiques de l'apomorphine et de ses sels sont très-peu connues. Le produit dont nous nous sommes servi, nous a été fourni par M. Fontaine et provenait de la fabrique de produits chimiques de Mac-Farlane et compagnie, d'Edimbourg, sous le nom de « Hydrochlorate of Apomorphia ». Le produit est identique à celui préparé par MM. Mathiessen et Wright. C'est un corps blanc jaunâtre, se présentant sous forme de poudre, mêlée de petites masses en forme d'écailles, au milieu desquelles l'examen le plus attentif ne parvient pas à découvrir une structure cristalline. Au contraire, le chlorhydrate d'apomorphine qui se dépose dans la préparation, le long des parois du tube, montre une structure cristalline assez nette, mais dont nous n'avons pu déterminer le système. Il en est de même des cristaux purifiés par l'évaporation de la solution aqueuse, ou mieux, alcoolique.

Cette substance se conserve très-bien en vase clos ; chauffée ou exposée à l'humidité, elle se transforme avec rapidité en une masse d'un vert brunâtre (dont nous avons déjà parlé). La solution se décompose de la même façon, mais avec bien plus de facilité. Récemment préparée, elle est incolore, ou présente un reflet d'un jaune sale ; puis peu à peu elle devient d'un vert plus ou moins foncé. Riegel (Untersuch., etc., in Archiv für klinische Med., IX) prétend avoir employé une préparation solide datant d'un an sans observer de diminution dans son activité ; tandis que les solutions s'altéraient en quelques jours. Nous avons eu l'occasion d'expérimenter un échantillon provenant de Merck (de Darmstadt) et déjà ancien : il était très-peu actif. Etait-ce l'effet de l'âge, ou bien d'une préparation vicieuse comme le voudrait Riegel ?

La réaction du chlorhydrate d'apomorphine est neutre lorsque le corps est pur, ou la solution peu concentrée. L'odeur est nulle. La saveur est franchement amère, nullement nauséeuse et ressemble à celle de la morphine. Les propriétés chimiques sont un peu mieux connues.

L'apomorphine et ses sels est peu soluble dans l'eau, très-soluble dans l'alcool, l'éther et le chloroforme, tandis que la morphine est insoluble ou à peu près dans ces différents corps. Voici un tableau plus complet des réactions comparatives de ces deux bases, et que j'ai cru utile de traduire du mémoire de MM. Mathiessen et Wright.

Nous ferons remarquer, en terminant, que l'on ne connaît pas encore le moyen de déterminer la pureté du produit.

Il faut, autant que possible, que la solution soit incolore et neutre : l'expérience physiologique sera encore le meilleur critérium.

TABLEAU COMPARATIF

des réactions chimiques des sels de morphine et des sels d'apomorphine (solutions au 100e.)

	Potasse.	Ammoniaque.	Eau de chaux.	Carb. de soude.	Acide nitr. conc.	Chlor. ferrique.
Sels de morphine.	Pas de précipité, excepté dans les solutions conc. Soluble dans un excès de réactif.	Pas de précipité. Comme pour la potasse.	Pas de précipité. La morphine se dissout aisément dans l'eau de chaux.	Comme pour la potasse.	Colorat. orange, disparaissant par la chaleur.	Coloration d'un vert bleuâtre.
Sels d'apomorphine.	Précipité blanc devenant rapidement noir. Soluble dans un excès de réactif.	Comme pour la potasse.	Précipité blanc devenant noir lentement.	Précipité blanc devenant vert.	Color. d'un rouge de sang, pâlissant à la chaleur.	Coloration d'améthyste sombre.

	Bich. de potasse.	Id. avec SO³ conc.	Nitrate d'argent.	Iodure de potass.	Bichlor. de pot.	Bich. de Hg. Oxalate d'AzH³. Phosph. de NaO.
Sels de morphine.			Réduction très-lente.	Pas de précipité.	Précipité jaune.	Les sels de morphine donnent des précipités bien plus solubles dans ces réactifs que ceux d'apomorphine.
Sels d'apomorphine.	Précipité : jaune, facilement décomposable.	Color. d'un rouge sombre.	Réduction très-rapide.	Précipité blanc, non cristallin.	Précipité jaune.	

DOSES ET MODES D'EMPLOI.

Le sel employé est le chlorhydrate d'apomorphine (hydrochlorate of apomorphia). C'est un médicament émétique, qui peut être administré indifféremment par la bouche ou par la méthode sous-cutanée ; seulement par cette dernière méthode il est plus actif, dans la proportion de 3 à 1. Dès le début nous avons employé les doses indiquées par MM. Mathiessen et Wright, c'est-à-dire 1/4 de grain — 0 gr. 0125 par la bouche ou 1/10 de grain — 0 gr. 005 par la méthode hypodermique. Nous n'avons jamais obtenu de résultat sur l'homme au-dessous de 0gr.006 mill. Cette légère différence tient peut-être au degré particulier de pureté du produit employé par les auteurs anglais et fabriqué par eux. Quoi qu'il en soit, comme l'apomorphine présente cette singulière propriété que l'effet n'est pas dangereux quelle que soit la dose, et comme d'un autre côté, les produits industriels présentent toujours un certain degré d'impureté, il est bon de rehausser plutôt que d'abaisser la dose normale ou minimum.

Nous la fixerons donc à 1 centigr. par la méthode hypodermique, 3 centigr. par la bouche, pour l'homme adulte. Pour les enfants il convient d'abaisser la dose de près de moitié, ainsi que pour les femmes, soit :

10 milligr. pour l'homme,

  8   —   la femme,

  6   —   les enfants.

Ces doses sont établies pour l'apomorphine, dont nous nous sommes servi, c'est-à-dire d'origine anglaise ou plutôt écossaise. Dans le commerce existe une substance d'origine allemande que nous n'avons pas suffisamment expérimentée. Suivant Riegel (loco citat.) elle serait de deux à trois fois moins active que le médicament anglais.

Comme la valeur de l'apomorphine consiste surtout dans ce fait : qu'il peut être administré par la méthode sous-cutanée, c'est de ce côté que nous avons dirigé nos recherches d'une façon presque exclusive. Nous avons employé comme excipient, l'alcool dilué et surtout l'eau distillée. La solution la plus avantageuse est la solution au $\frac{1}{100}$ c'est-à-dire de 0gr.04 sur 1gr. d'eau distillée. Lorsque la proportion de sel est plus forte, la solution devient trouble et il faut y ajouter une ou deux gouttes de ClH ordinaire pour l'éclaircir. La solution devient ainsi acide. Cette légère acidité ne pourrait pas produire de troubles bien considérables dans le tissu cellulaire, mais il faut l'éviter et chercher à obtenir des liqueurs aussi neutres que possible. On évitera ainsi d'abord les phénomènes d'irritation locale, et puis surtout la douleur qui est la grande pierre d'achoppement de la méthode d'administration hypodermique des médicaments.

A mesure que l'emploi de l'apomorphine se répand, les produits deviennent d'une pureté moins satisfaisante mais aussi diminuent considérablement de prix. A l'origine le prix du gramme était de dix francs au moins, il tomba bientôt à huit francs ; il est maintenant à six francs. Ce résultat était du reste facile à prévoir, mais il ne faut pas s'attendre à ce que cette progression continue, tant que le produit pur obtenu ne dépassera pas cinq à dix pour cent de la morphine employée.

Il ne faut pas oublier que les solutions pour l'usage

hypodermique et les potions doivent être préparées ex=
temporanément, parce que le chlorhydrate d'apomor=
phine se transformant très-rapidement peut acquérir des
proprietés sinon nuisibles, du moins différentes de celles
que l'on veut utiliser. Il faut donc se défier des spécia=
lités que des pharmaciens en quête de publicité com-
mencent déjà à afficher, à la 4ᵉ page des journaux anglais
et allemands. Ainsi, on a proposé comme spécialité, un
sirop d'apomorphine; or, peut-on introduire dans la pratique vulgaire une préparation aussi active, et lorsqu'on
ne sait pas encore si l'apomorphine produit ou ne produit
pas d'accidents? Peut-on attendre un effet précis d'un
médicament préparé depuis six mois ou un an, et qui
s'altère avec une rapidité très-grande? Evidemment non;
mais il est inutile d'argumenter contre l'abus progressif
des spécialités, abus reconnu de tous, mais contre lequel les médecins ne sont pas armés. Il nous reste à
faire appel au bon sens de nos clients et à leur dire : Les
préparations d'apomorphine doivent être faites sur pres-
cription particulière du médecin, et après vérification
préalable de la pureté de la substance.

Il ressort naturellement de ce que nous venons de dire
que les solutions doivent contenir de petites doses d'apo-
morphine. C'est là tout simplement une mesure d'économie; car le corps s'altère nécessairement, et il faut autant
que possible éviter la perte de la substance.

En conséquence de cette altération facile d'un produit
destiné cependant à un certain avenir, nous résumerons
rapidement les qualités que le praticien en devra demander.

L'apomorphine doit être d'origine écossaise; et il n'es

pas absolument démontré que ce soit la même substance
sous forme solide. Elle doit être aussi blanche que possible, pulvérulente : la structure cristalline est une qualité.
La solution doit être limpide ou légèrement tintée de
vert. La teinte verte s'accuse de plus en plus lorsqu'elle
est arrivée à l'émeraude sombre, la solution doit être
jetée.

A ces qualités physiques s'ajoute un dernier caractère
tiré de l'action physiologique. Toute solution d'apomorphine qui détermine chez les malades, peu de temps après
l'ingestion, une tendance invincible au sommeil est impure. Elle n'est pas probablement dangereuse, mais elle
ne détermine pas les effets qu'en attend le praticien.

Action physiologique.

A. EXPÉRIENCES SUR LES ANIMAUX.

D'après les travaux allemands et anglais, l'apomorphine est un émétique sûr et puissant, mais simple. Nous
disons simple, parce que son action se borne à faire vomir, sans qu'il y ait irritation des voies intestinales. Cette
simplicité d'action est très-curieuse ; tous les vomitifs
connus exercent une action irritante plus ou moins vive
sur la muqueuse digestive : d'où la théorie préconisée
dernièrement encore par M. d'Ornellas (Du vomissement,
in Bull. de thérapeutique, 1873), que le vomissement
est dû à une excitation locale des filets périphériques du
nerf vague, aboutissant à la muqueuse stomacale. Nous
reviendrons sur ce sujet, lorsque nous étudierons d'une
açon plus spéciale, l'action vomitive.

Mais ce qui contribue surtout à donner à ce médicament une physionomie particulière, c'est qu'à côté de cette action unique, il n'en posséderait aucune autre, c'est-à-dire que 1 gramme d'apom. p. ex. produirait la même série de phénomènes que 1 centigramme, seulement plus rapprochés. Ces qualités *négatives* sont très-intéressantes, surtout si l'on se rappelle que l'apomorphine ne diffère que par l'absence d'un équivalent d'eau de la morphine, poison violent et à action complexe. Aussi les expériences sur les animaux ont-elles été dirigées surtout de ce côté, c'est-à-dire la constatation de ces qualités négatives. Nous avons administré des doses considérables de médicament, que nous avons toute raison de croire pur. Et cependant dans la limite de nos moyens il ne nous a pas été possible d'*empoisonner un chien*. L'action toxique est donc très-minime. Ce résultat extraordinaire demande à être confirmé par d'autres expériences, mais fût-il entaché d'erreur il n'en démontre pas moins combien est grande la différence entre ces deux corps. Nous n'avons, du reste, trouvé d'indication du pouvoir toxique de l'apomorphine, que dans une communication du docteur Kohler de Halle à la Réunion des Naturalistes allemands à Leipsick en 1872 (in Revue scientifique, 1872). Selon cet auteur, la dose mortelle dépasse 4 décigrammes en injection sous-cutanée. Malheureusement, il n'est pas question de l'animal qui a servi à l'expérience. L'auteur ajoute que « l'action de l'apomorphine est diamétralement opposée à celle de la morphine, » aphorisme exagéré, parce qu'il est trop exclusif.

A côté de ce premier fait qui sera détaillé plus loin, nous en avons recherché d'autres. Tout d'abord, nos expériences nous ont servi à contrôler le degré de pureté de l'apomorphine employée, etc., p. ex. le degré de comparabilité de nos résultats avec ceux des Anglais.

Enfin, il était important de s'assurer, sur les animaux, si l'injection hypodermique était bien anodine, et cela malgré l'autorité et la bonne foi des savants qui l'ont expérimentée. Liebreich n'avait-il pas prétendu que l'injection sous-cutanée de chloral est indolore et innocente, dans tous les cas ?

Ainsi donc, voilà les trois faits principaux que nous avons cherché à établir par des expériences préliminaires sur les animaux :

1° L'innocuité de l'injection sous-cutanée ;

2° L'absence de propriétés toxiques ;

3° La pureté de la substance que nous avons employée.

Quant aux animaux qui devaient nous servir, nous n'avions guère de choix. On sait, en effet, que les herbivores vomissent peu ou point, et p. ex. le lapin nous était interdit : parmi les omnivores, nous n'avions que les chats et les chiens. Il est vrai que les grenouilles vomissent facilement d'ordinaire, mais leur organisme est si dissemblable de celui de l'homme, que les résultats eussent pu paraître suspects. Nous avons donc employé l'animal qui était le plus à notre portée, c'est-à-dire le chien, dans les quelques expériences que nous avons faites. Une seule a été faite sur le lapin : nous ne recherchions dans ce cas que l'action sur l'intestin et le tissu cellulaire.

Nous avons jugé qu'il ne fallait rapporter que les expériences les plus démonstratives par la régularité de la succession des phénomènes, et la rapidité de l'action médicamenteuse.

EXPÉRIENCE I. — Deux injections d'apomorphine sur un lapin. —
Aucun phénomène appréciable.

Lapin de forte taille, du poids de 1,900 gr. Le 10 septembre, à
une heure, injection de 1 centigr. de chlorhydrate d'apomorphine dis-
sous dans 1 gramme d'eau distillée, au flanc gauche de l'animal. (Le
pouls et la respiration comptés par quart de minute.)

         P. 27   T. 38°2   .   R. 18

1 h.   »   »   » Injection.

Le lapin reste tranquille; il cligne des yeux.

  1h. 2 m.   »   »   »

1 h. 4 m. Violente agitation des membres durant 20 à 30 secondes.
Calme complet aussitôt après.

  1 h. 10 m.   P. 29   T. 38°3   R. 17

1 h. 15 m. Le lapin reste tranquille, les yeux à demi clos. L'aspect n'indique pas de malaise. Les oreilles, examinées avec grand
soin, ne montrent aucun changement de coloration.

  1 h. 20 m.   P. 28   T. 38°2   R. 17

2 h. Nous détachons l'animal, qui se met aussitôt à courir dans
l'appartement.

Le 11. Nouvelle injection de 1 centigr. au flanc droit. Le lendemain, l'animal est sacrifié, afin de pouvoir étudier les phénomènes
produits sur les voies intestinales et dans le tissu cellulaire.

A la place de la première injection, on ne trouve absolument rien
d'anormal; à la place de la seconde, un peu de rougeur. Quant à
l'intestin, l'examen le plus attentif ne peut parvenir à y découvrir la
moindre trace d'irritation. Cet examen a été fait comparativemen
avec celui d'un autre lapin sacrifié en même temps.

EXPÉRIENCE II. (Communiquée par le Dr Zuber.)

Chien ratier, de taille moyenne, bien nourri, ayant déjà servi aux
expériences de M. Mathieu, du Val-de-Grâce, sur les gaz du sang.
Suivant le conseil de M. Siebert (loc. citat.), le chien est maintenu
couché sur le côté droit, position qu'il conserve pendant toute la
durée de l'expérience. Un thermomètre à mercure est enfoncé dans le
rectum.

  3 h. 30 m.   P. 84   T. 38°3   R. 15

3 h. 32 m. Injection de 1 centigr. d'apomorphine sous la peau du
pos. L'animal ne se plaint pas.

P. 84 T. 38°03 R. 16
3. h. 33 m. 120 » 17

3 h. 34 m. Anhélation dyspnéique. L'animal paraît avoir des nausées.

P. 188 T. 38°3 R. 24

3 h. 35 m. Vomissement abondant. Matières alimentaires.

P. 140 T. 38°3 R. irréguliére.
3 h. 36 m. 92 38 3 18
3 h. 37 m. 148 38 4 20

3 h. 38 m. Vomissement des mêmes matières.

P. 120 T. 38°3 R. 17

3 h. 40 m. Vomissement léger : matières glaireuses surmontées
de spumosités.

P. 124 T. 38°3 R. 17
3 h. 42 m. 96 » »
3 h. 45 m. 88 38 3 12
4 h. 84 38 4 8

A 5 h., la température, le pouls et la respiration étaient revenus
aux moyennes établies avant l'expérience. Nous détachons l'animal
qui s'enfuit et ne revient qu'au bout de deux jours. Ce fait s'explique,
parce que ce chien a déjà été soumis aux expériences physiologiques,
dont il a une terreur considérable.

Dans des expériences subséquentes, on a trouvé que la dose minimum pour faire vomir ce chien était de 3 milligr. ; à cette dose, le
vomissement avait lieu au bout de 5 à 6 minutes. Jamais il n'y a eu
d'accidents locaux.

Expérience III. — Marengo, chien de taille moyenne, âgé de
2 ans, laissé libre. Le 11 octobre 1873 on lui pratique une injection de
5 milligr. de chlorhydrate d'apomorphine dans le tissu cellulaire de
la cuisse gauche.

1 h. 40 m. P. 92 T. 38°5 R. 12
1 h. 45 m. » » » Injection.
1 h. 47 m. 92
1 h. 48 m. 112 33 4 12

Tremblement général de l'animal. Il fait quelques pas dans la
pièce.

1 h. 50 m. 112 » »
1 h. 52 m. 120 » »
1 h. 53 m. 144 » 16

1 h. 54 m.   180. L'animal paraît avoir des nausées.
1 h. 55 m.   184   38 4   16

Vomissement abondant de matières alimentaires, suivi d'un second une minute après.

A partir de ce moment, l'animal ne vomit plus, mais il est évidemment très-fatigué ; il vacille sur ses jambes. Les yeux sont injectés de sang ; à certains moments il est agité d'un tremblement nerveux.

A 2 h. 30, l'animal marche, et les symptômes ont disparu, mais il refuse encore de prendre de la nourriture.

A 3 h., il parait complètement remis ; il accepte la nourriture qui lui est présentée.

Cette même dose de 4 milligr. fut injectée à ce même chien, pendant six jours consécutifs, sans provoquer la moindre douleurs Chaque fois, l'on observa la succession des phénomènes, telle que nous venons de l'indiquer, et, le sixième jour, il vomissait aussi abondamment que le premier : l'action émétique n'était pas émoussée. Chose curieuse, il s'écoulait d'ordinaire un temps relativement très · long entre l'injection et l'effet émétique : dix minutes au moins. Nous n'avons jamais pu nous expliquer cette singularité, que nous n'avons du reste jamais observée que sur ce chien.

EXPÉRIENCE IV. — Injection de doses considérables (1 et 2 décigr.) d'apomorphine à un chien. — Vomissements rapides et violents. — Aucun phénomène particulier.

Chien bâtard, de petite taille. Le pouls et la respiration sont comptés par quart de minute.
A 2 h. 10 m.   P. 20   T. 38°   R. 4
Injection de 1 décigr. d'apomorphine dans 1 gr. d'eau distillée. La solution, trouble d'abord, a été clarifiée par l'addition d'une goutte de ClH. Le chien est maintenu dressé sur une table, sans qu'il y fasse opposition.
2 h. 11 m.   P. 40   T. 38° l   R. 10
Agitation considérable, dyspnée manifeste.
2 h. 11' 30". Vomissement *une minute et demie* après l'injection. Ce vomissement se répète quatre fois successives à une demi-minute ou trois quarts de minute d'intervalle. Le premier vomissement est uniquement composé de matières alimentaires ; dans les subséquents, se trouve une assez grande quantité de bile. Pendant tout le temps, il est impossible de déterminer P. R. et T.

2 h. 14 m. L'animal s'est assis ou plutôt affaissé sur la table. Il est tranquille; la respiration est revenue au rhythme normal. —

	P. 25		R. 5
2 h. 15 m.	27		5
2 h. 16 m.	45		10

Nouvelle série de vomissements aussi violents que la première fois.

| 2 h. 19 m. | 23 | | 4 |

L'animal s'est couché. Quand on le dresse sur les pattes, il reste un moment dans cette position, puis le train de derrière s'affaisse; il se recouche. Les yeux sont à moitié fermés. Il n'y a pas de sueur appréciable.

| 2 h. 21 m. | 22 | | 4 |
| 2 h. 25 m. | 23 | | 5 |

Pendant tout ce temps, aucune irrégularité dans le pouls ou dans la respiration

2 h. 26 m. Vomissement peu abondant et unique; il est formé d'un liquide jaunâtre spumeux. Le chien reste couché.

| 2 h. 27 m. | 29 | | 4 |
| 2 h. 30 m. | 30 | T. 38° | 9 |

Agitation. Respiration fréquente et irrégulière.

| 2 h. 35 m. | 45 | 38°1 | 5 |

Efforts pour vomir durant une minute environ. Il lui coule une grande quantité de salive par la gueule.

| 2 h. 40 m. | 21 | 38°2 | 4 |

Tranquillité complète; l'animal s'endort.

| 2 h. 45 m. | 20 | 38° | » |

Le thermomètre est enlevé; continuation du sommeil.

4 h. Je trouve l'animal réveillé. Il se lève avec peine et paraît extrêmement fatigué. Il refuse de manger, mais il boit avec avidité. Le lendemain, il paraît remis.

Je ne crois pas nécessaire de reproduire les détails d'une expérience faite quelques jours plus tard, sur ce même chien. La dose injectée fut de 2 décigr.; les phénomènes furent violents, mais l'animal ne mourut pas; deux jours plus tard, il était remis. Or, 2 décigr. de morphine l'eussent certainement tué.

Ce chien fut sacrifié après une nouvelle injection de 2 décigr.; il ne présentait rien d'insolite dans les voies intestinales.

EXPÉRIENCE V. (Relatée dans la thèse de V. Siebert.) — Expérience
remarquable par la netteté des résultats.

Chien bien nourri, couché du côté droit sur une table. Thermomètre dans le rectum. Pouls compté pour 15 secondes, respiration
pour 1 minute.

Avant l'injection.	P. 22		T. 38°7	R. 14-16
A 12 h. 40'. Injection de 0 gr. 012 de chlorhydrate d'apomorphine.				
12 h. 40' 15".	P. 26		T. 38°7	R. régul.
» 30".	30			
» 45".	44			
12 h. 41'.	47			
» 15".	48			
» 30".	44			
» 45".	42		Id.	Irrégul.
12 h. 42'.	52			
» 15".	52			
» 30".	47			
» 45".	44			
12 h. 43'.	38			
» 15".	36			
» 30".	40			
» 45".	50		38°6	Bruits du cœur forts. .
Léger vomissement ; le pouls est facilement compté.				
12 h. 44'.	34		38°6	Un peu accélérée.
» 15".	32			
» 30".	32			
» 45".	35			
12 h. 45'.	36		38°6	
» 15".	35			
» 30".	4			
» 45".	37			
12 h. 46'.	40		38.6	
» 15".	50			
» 30".	50			R. irrégulière.
Vomissement.				
2 h.	22 23		38°5	6
3 h.	20-21		38°6	7
4 h.	20-21		38°8	7
5 h.	21 22		38°7	12

On voit que ces expériences ont démontré d'une façon péremptoire :

. 1° Que l'apomorphine est un émétique puissant et surtout rapide ;

2° Qu'elle ne semble pas avoir aucune autre action :

3° Que l'injection sous-cutanée est anodine sur les animaux.

Enfin, comme conclusion pratique, l'identité de nos résultats avec ceux obtenus par M. Siébert, nous prouve que c'est bien la même substance que nous avons expérimentée, comme c'était du reste à supposer, puisque dans les deux cas, elle était fournie par M. Macfarlane.

A côté de ces résultats principaux, il en est d'autres que nous utiliserons plus tard, lorsque nous exposerons l'étude spéciale de l'apomorphine.

On peut dire, en général, que l'action sur les chiens fut toujours la même. D'ordinaire, après l'injection, jusqu'à l'entrée du vomissement, l'attitude des animaux ne change pas. Le vomissement a lieu soudain, sans *qu'il paraisse* y avoir une période de nausée; on comprend que nous ne puissions être plus affirmatif : en tout cas la prétendue nausée est loin d'avoir l'importance et la durée qu'elle a chez l'homme. Il ne se passe guère que de 1 à 5 minutes entre l'injection et l'effet, ce qui nous fait conclure que l'apomorphine est un vomitif rapide.

Après une demi-heure ou une heure, l'animal est remis, lorsque la dose a été moyenne, c'est-à-dire, de un milligramme à un centigramme ; ils courent avec autant de vivacité qu'auparavant. L'effet est donc fuyant. Cerains même mangent avec appétit. Cependant, malgré

cette absence d'effet persistant, les chiens craignent l'expérience et s'enfuient.

Pendant tout le temps que dure la période de vomissement, ils présentent l'aspect et les caractères particuliers
déjà observés pour d'autres substances, c'est-à-dire la
fatigue, la résolution des membres, etc.

Lorsque l'on emploie de grosses doses de 2 centigrammes à 10 ou 20 centigrammes, l'effet est plus considérable comme on doit s'y attendre. Le vomissement est
plus rapide encore, mais l'effet est fugace; l'animal est
abattu complètement, a vomi quelquefois pendant trois
quarts d'heure à une heure à six ou dix reprises différentes. M. Siébert a observé dans ces cas que l'animal
affectionne une allure spéciale, qu'il compare à un cheval
dans un manége, léger trot circulaire, sans qu'il soit
possible de l'en faire dévier. Enfin l'animal redevient
tranquille, et malgré les plus fortes doses, au bout de
quatre à six heures, il paraît entièrement remis.

Notre expérience III démontre que la susceptibilité
organique ne diminue pas, autrement dit, il n'y a pas de
tolérance. Nous reviendrons sur ce fait déjà signalé par
Siébert.

L'auteur avait une chienne de 6 kilog. qui vomissait
invariablement après trois minutes à la dose de un milligramme. Pendant 15 jours il fit la même injection,
toujours suivie du même résultat. Le quinzième jour il
injecta un décigramme, l'animal vomit pendant quarante
cinq minutes et fut remis au bout de l'heure suivante.
Après l'interruption d'une semaine l'expérience fut re-
prise pendant 15 jours et donna encore le même résultat.

B. Observations sur l'homme.

Armé des résultats obtenus sur les animaux et que nous venons de détailler, il nous était permis d'aborder avec confiance l'étude des phénomènes sur l'homme. Nous y avons mis au début la plus grande défiance, et pour plus de prudence, nous avons expérimenté sur nous-même. Certains de nos amis ont bien voulu se prêter à ces mêmes expériences : qu'il nous soit permis ici de leur en témoigner notre gratitude ; car il est difficile d'imaginer combien l'on redoute en général les expériences sur le vomissement. Enfin il nous a été permis, à la suite d'expériences répétées, de les utiliser sur les malades, grâce à l'obligeance de notre excellent maître M. le Dr Worms qui nous a ouvert les portes de l'hôpital de Rothschild avec la plus aimable gracieuseté. Nos observations cliniques ne sont pas aussi nombreuses que nous le désirerions, mais elles nous paraissent suffisantes pour emporter la conviction. Et d'ailleurs nous n'avons pas cru devoir expérimenter davantage dans les hopitaux, de crainte d'être devancé dans la publication de ce travail.

Observation I. — Injection de 3 milligr. d apomorphine. — Aucun résultat.

Le 26 octobre, à 9 h. 20 m. du matin, je me fis injecter dans la partie externe du bras gauche 3 milligrammes d'apomorphine par mon ami Lachize. Je me plaçai un thermomètre dans l'aisselle.

A 9 h. 20 m. mon pouls battait 60 fois à la minute; je respirais 16 fois; j'avais au thermomètre 36° 8.

A 9 h. 23 m. aucun sentiment particulier.

P. 72   T. 36°8   R. 16

9 h. 25 m. Violentes envies de vomir ; sensations de chaleur par tout le corps, mais surtout à la tête ; facies congestionné.

      P. 92   T. 36°9   R. 20

9 h. 28. Même état.

      P. 96   T. 36°9   R. 22

9 h. 30 m. Légère irrégularité du pouls ; les nausées diminuent.

      P. 80   T. 36°9   R. 20

9 h. 33 m. P. 84   T. 36°9   R. 20

9 h. 35 m. Pouls toujours irrégulier ; les nausées ont complètement disparu ; aucun phénomène particulier ; envie de dormir ; respiration calme et régulière.

      P. 80   T. 36°8   R. 16

9 h. 40 m. Sommeil.

10 h. 15 m. Réveil. Plus de nausées ; pas de mal de tête ni de fatigue.

      P. 64   T. 36°8   R. 14

Je déjeunai à 11 heures comme d'ordinaire sans rien éprouver.

OBSERVATION II. — Injection de 6 milig. d'apomorphine. —
Vomissement.

Le 6 novembre, mon ami Lachize voulut bien me faire une nouvelle injection de 6 milligrammes d'apomorphine à la partie inférieure et externe du bras gauche, et il prit l'observation de la même façon que la fois précédente.

9 h. 40 m. P. 76   T. 36°9   R. 15

9 h. 43 m. P. 80   T. 36°9   R. 15

9 h. 45 m. Violentes envies de vomir ; pouls plein et régulier ; pandiculations.

      P. 100   T. 36°9   R. 18

9 h. 48 m. Efforts pour vomir ; irrégularité du pouls et de la respiration.

      P. 104   T. 36°8   R. 24

9 h. 50 m. Vomissement facile ; même irrégularité du pouls.

      P. 94   T. 36°8   R. 20

9 h. 53 m. P. 96   T. 36°8   R. 21

Nouveau vomissement ; même état.

9 h. 55 m. Le vomissement est arrêté ; encore quelques nausées ; le pouls et la respiration sont toujours irréguliers.

      P. 94   T. 36°7   R. 18

10 heures. Calme complet ; envie de dormir.

P.   76   T. 36°7   R. 12

Sommeil calme d'une heure. Au réveil :

P.   68   T. 36°8   R. 8

Le repas qui suivit se fit sans aucune indisposition.

Le lendemain, et à plusieurs reprises, je me fis injecter 1 centigramme d'apomorphine. L'ingestion se fit sans douleur et sans qu'il y eût de désordres locaux. Les phénomènes furent les mêmes ; seulement à 10 ou 12 milligrammes le vomissement survenait à 4 ou 5 minutes de distance, il était plus violent.

Nous ne relaterons pas ces observations ; non plus que celles d'injections pratiquées sur quelques-uns de nos amis. Ces injections ont été de 1 centigramme à 15 milligrammes et les résultats ont été identiques.

Mais nous relaterons une injection de 3 centigrammes d'apomorphine à laquelle nous nous sommes soumis et qui fut suivie de vomissements rapides et violents.

Obs. III. — Encouragé par les recherches sur les animaux, je me fis injecter le 10 décembre 1873 3 centigrammes d'apomorphine en présence de MM. les Drs Zuber et Grandjux à la partie externe du bras droit, le bras gauche étant fixé par une bande.

2 h. 20 m. P.   66   T. 36°8   R. 14
2 h. 22 m. P. 104   T. 36°8   R. 19

Vomissement sans stade nauséeux appréciable 2 minutes après l'injection. Je ressentis un sentiment subit de chaleur parcourant tout mon corps et durant une minute environ, suivi d'un vomissement. Ce vomissement est long et dure trois minutes. Pendant ce temps :

P. 100 à 112   T. 36°8   R. de 20 à 24

2 h. 26 m. Fatigue extrême ; j'essaie de me lever sans y parvenir.

P.   84   T. 36°8   R. 16

2 h. 27. Même état.

P.   78   T. id.   R. 15

2 h. 28 m. Nausées.

P.   96   T. id.   R. 18

2 h. 29 m. Même attaque de vomissement ; violent mal de tête.

2 h. 32 m. Calme ; envie de dormir.

P.   98   T. 37°   R. 17

2 h. 33 m.   id.   id.   id.

La fatigue est telle que les paupières me tombent.

2 h 36 m. Nausées.

       P. 104   T. 37°   R. 16

2 h. 36 m. Vomissement moins abondant que précédemment; besoin invincible de repos.

2 h. 40 m. Sommeil sur une chaise.

4 h. Réveil. Je me sens brisé de fatigue ; pas d'autre malaise; pas de céphalalgie.

       P. 80   T. 37°   R. 15

Le soir à dîner je me sens moins d'appétit pourtant que d'ordinaire.

Les phénomènes observés dans ces expériences ressemblent à ceux qui accompagnent l'emploi de tous les vomitifs avec les doses nauséeuses. C'était un sentiment précordial désagréable, de la congestion de la face accompagnée de céphalalgie. Puis la conjonctive s'injectait, une salive abondante affluait dans la bouche et au bout d'un certain temps, un sentiment considérable de faiblesse. Avec les doses émétiques les phénomènes étaient les mêmes, seulement plus intenses. La période nauséeuse m'a toujours paru très-courte, mais pas au point qu'on ne puisse la constater.

D'autres personnes qui ont bien voulu se laisser administrer ce médicament présentent en somme les mêmes symptômes. M. le Dr Zuber, aide-major au Val-de-Grâce, à la suite de deux injections sous-cutanées ressentit chaque fois une céphalalgie intense. La tête lui tournait, les membres étaient très-fatigués.

Chez un de nos amis, âgé de trente ans, extrêmement robuste, le sentiment de faiblesse fut très-évident. Une sueur abondante couvrit son visage. La face au lieu d'être colorée, était pâle. A plusieurs reprises il eut des accès violents de dyspnée, qui tenaient peut-être à ce qu'il est atteint depuis longtemps d'une affection organique du cœur. Un rétablissement complet existait d'ordinaire une heure ou deux heures après l'injection, d'ordinaire aussi après le vomissement se faisait sentir un besoin invincible de sommeil.

OBSERVATION IV. — Injection de 1 centigr. d'apomorphine.—Vomissements au bout de 10 minutes.

Vieillard de 72 ans entré le 24 décembre à l'hôpital Rothschild. Il souffre depuis fort longtemps d'un catarrhe chronique des bronches avec emphysème pulmonaire, actuellement la dyspnée est considérable, l'expectoration difficile; le malade est obligé de se tenir assis; on lui prescrit l'apomorphine dans le but de le soulager en amenant des contractions violentes du diaphragme et de la cage thoracique et de faciliter le dégorgement pulmonaire.

A 11 heures, injection de 1 centigramme de chlorhydrate d'apomorphine à la partie dorsale du bras. La solution est fraîche, limpide, sans coloration appréciable.

P. 80   R. 28

Nous n'avons pas fait l'observation de la température, persuadés que nous étions, par nos recherches antécédentes, de l'inutilité de cette observation.

11 h. 5 m. P. 92 régulier.   R. 28

Le malade n'accuse aucun malaise; quelques bâillements.

11 h. 10 m. P. 108, un peu irrégulier. R. 32

Le malade est pris, sans état nauséeux appréciable, de vomissements qui durent environ 2 minutes; matières glaireuses assez peu abondantes.

Pas de congestion de la face; pas de sueurs.

11 h. 13 m. P. 70   R. 24

11 h. 15 m. P. 88   R. 24

Nouveaux efforts pour vomir mais sans résultat.

11 h. 20 m. P. 76   R. 20

Le malade se plaint d'une grande fatigue; il respire plus aisément, et accuse une tendance considérable au sommeil. En effet, quelques minutes plus tard, il s'affaisse sur ses oreillers et s'endort.

Pendant son sommeil,

11 h. 45 m. P. 76 régulier.   R. de 18 à 20

A 1 heure nous revoyons le malade qui est éveillé; même état du pouls et de la respiration.

Après avoir constaté ainsi l'effet évidemment utile du médicament nous avions l'intention le lendemain de répéter son administration en portant la dose à 15 milligrammes, mais le malade nous sembla tellement déprimé que nous n'avons plus voulu le soumettre à cette expérimentation.

L'injection n'a pas produit de douleur appréciable et n'a été suivie d'aucune irritation.

OBSERVATION V. — Injection de 1 centigr. d'apomorphine.—Vomissements après 6 minutes.

Jeune homme de 24 ans traité pour embarras gastrique fébrile remontant à trois jours. Constitution robuste; excellente santé ordinaire.

La langue est fortement chargée; céphalalgie; pas de diarrhée, pas de gargouillement, pas de sensibilité abdominale.

10 h. 20 m. Injection de 1 centigramme d'apomorphine au bras gauche; même solution que pour le malade de l'observation précédente.

                    P. 92   R. 14
Température prise la matin, 38° 2.
10 h. 22 m. P. 108   R. 15
10 h. 25 m. P. 120, régulier, petit.   R. 15

Nausées; le malade a la face congestionnée et halitueuse; il a le hoquet.

10 h. 20 m. P. 120   R. 20

A ce moment vomissement abondant de matières glaireuses se prolongeant pendant une minute et demie.

10 h. 28 m. P. 88   R. 15

Le malade reste tranquille pendant trois ou quatre minutes; il accuse de la faiblesse, puis les nausées le reprennent; le hoquet a disparu.

10 h. 32 m. P. 104   R. 22

Nouveau vomissement presque aussi abondant que la première fois, mais plus pénible; il dure environ deux à trois minutes.

10 h. 38 m. Troisième vomissement peu abondant.

Le malade a le visage couvert de sueur; il est très-accablé et se plaint beaucoup de la fatigue.

A partir de ce moment il est tranquillement couché et ne tarde pas à s'endormir.

10 h. 40 m. P. 84, régulier et fort. R. 10

A 1 heure, nous le retrouvons éveillé; il ne se sent plus de l'effet du médicament; il se prétend très-soulagé; la céphalalgie, nous assure-t-il, a entièrement disparu.

P. 96 T. 38°6 R. 14

Aucun phénomène local. Nous revoyons ce malade le lendemain matin. L'état n'a pas beaucoup changé, cependant la fièvre est moins considérable, la céphalalgie presque nulle, mais la langue est toujours saburrale. Le soir quelques selles diarrhéiques qu'il faut attribuer à sa maladie et non à l'effet de l'apomorphine.

OBSERVATION VI. — Femme atteinte d'embarras gastrique. — 1° Administration par la bouche de 15 milligrammes : aucun effet. — 2° Administration de 2 centigr. : vomissement au bout de 8 minutes.

Femme de 26 ans, mère d'un enfant de trois ans, bien constituée, d'une bonne santé ordinaire, malade depuis la veille. Nous la voyons à 9 heures du matin, la langue est fortement saburrale, elle conserve l'impression des dents à son pourtour; céphalalgie intense, yeux cernés; la peau est chaude et en moiteur; constipation depuis trois jours.

P. 100 T. 38°6 R. 16

A 9 heures et demie nous lui faisons prendre 15 milligrammes de chlorhydrate d'apomorphine dans 30 grammes d'eau. Préparation extemporanée.

9 h. 35 m. P. 108 R. 16
9 h. 40 m. P. 116 R. 16
Quelques nausées.
9 h. 45 m. Même état.
9 h. 50 m. P. 108 R. 14 à 16
Les nausées disparaissent.
10 h. P. 100 R. 14

A partir de ce moment la malade se sent comme auparavant; aucune envie de vomir. Le médicament ne semble pas avoir agi.

Le lendemain, la malade se trouve dans le même état. La fièvre est assez considérable. Température du soir, 39° 2; température du matin, 38° 4. Pas de selles; la langue est saburrale; envies de vomir.

9 h.   P. 96   R. 14

Ingestion d'une solution de 20 milligrammes d'apomorphine de
même préparation que la veille.

9 h. 5 m.   P. 1¹2   R. 16

Nausées.

9 h. 8 m.   P. 120   R. 22

Vomissement abondant de matières bilieuses.

  h. 10 m.   P. 92, calme.   R. 20

9 h. 15 m. Nouveau vomissement moins abondant que le premier.

9 h. 20 m.   P, 92, calme.   R. 16

9 heures et demie. Repos complet, mais pas de sommeil. Notre
malade se trouve soulagée. La céphalalgie qui, avant le premier vomissement, avait été plus intense, a maintenant presque totalement
disparu.

11 h.   P. 92   T. 38°6   R. 14

Il n'y a pas eu de selles pendant la journée ; mais pendant la nuit
qui suivit, il y en eut une très-pénible.

Le lendemain matin, quoique la langue fût moins chargée et que
la céphalalgie fût moins vive, un purgatif salin fut administré à la
malade.

Peut-être eussions-nous mieux réussi si nous lui avions fait
prendre 3 centigrammes d'apomorphine.

OBSERVATION VII. (Communiquée par le Dr Zuber.) — Hémoptysie par suite
de tubercules. — Injection de 3 centigr. d'apomorphine. — Vomissements
abondants au bout de 4 minutes.

Léon S..., cavalier de 2ᵉ classe au 2ᵉ régiment du train, jeune
homme de 23 ans, d'apparence chétive, fut pris le 22 décembre dernier d'une hémoptysie inquiétante. Lorsque je le vis, elle durait
depuis quatre heures : le sang expectoré était rouge vif, spumeux,
presque pur, assez abondant (4 à 500 grammes). On avait employé
des fomentations fraîches sur la poitrine et le malade avait avalé
deux grandes cuillerées de sel. Le pouls était fréquent, 104 pulsations. Il était urgent de chercher à arrêter cette hémorrhagie le plus
rapidement possible ; je pensai à l'emploi très-loué des vomitifs en
pareil cas, par conséquent, à l'apomorphine, dont on pouvait particulièrement utiliser les propriétés d'émétique rapide.

A 5 heures et demie du soir, j'injectai une dose assez considérable d'apomorphine, 3 centigrammes d'une solution légèrement altérée (teinte vert clair). Le malade continuait à tousser, et à chaque quinte il expectorait du sang présentant les mêmes caractères que précédemment.

A 5 h. 4 m., sans nausées préalables, vomissement abondant de matières alimentaires. Ce vomissement dura environ deux minutes, puis fut suivi d'une période de calme où le malade ne fut pas tourmenté par la toux. Au bout d'une demi=heure, les vomissements cessèrent. Le malade est extrêmement affaibli, mais l'application du médicament paraît avoir été très-utile. Il ne tousse plus qu'à de rares intervalles et le sang expectoré est de plus en plus rare.

Le lendemain, le malade ne présente presque plus de sang dans les crachats; l'hémoptysie est due probablement à la présence d'une induration tuberculeuse du sommet droit. Aucune action locale.

OBSERVATION VIII. (Communiquée par le Dr Zuber.) — Angine tonsillaire. — Injection de 2 centigr. d'apomorphine. — Vomissement au bout de 3 ou 4 minutes.

M. T..., artiste sculpteur, malade depuis trente-six heures, atteint d'une amygdalite aiguë. Il est très-sujet aux angines; à Rome, où il était élève des beaux-arts, il en eut plusieurs, dont une phlegmoneuse qui le fit beaucoup souffrir. De plus il a contracté pendant son séjour dans la campagne romaine une fièvre intermittente rebelle qui dure encore et qui donne à la fièvre symptomatique de son angine une forme franchement rémittente. Les amygdales sont entièrement gonflées, elles gênent beaucoup la respiration; la déglutition est à peu près impossible. Je pratique deux incisions assez considérables dans chaque amygdale dans le but de les dégorger et afin d'aider cette action. Je pensai à administrer l'apomorphine, puisqu'il eût été excessivement difficile de faire passer une potion émétique.

Je pratiquai donc une injection de 2 centigrammes d'une solution récente. Au bout de trois minutes les nausées arrivèrent, puis des vomissements très-pénibles et très-douloureux, vu l'état du pharynx. Au bout d'une demi-heure les vomissements, assez nombreux, cessèrent. Comme je l'avais prévu, les contractions musculaires avaient puissamment favorisé le dégorgement sanguin par les scarifications faites auparavant, et le malade accuse aussitôt un soulagement relatif; je prescrivis des gargarismes émollients et une potion avec 75 centigrammes de quinine.

Le lendemain, l'état est considérablement amélioré ; l a fièvre est moins intense. Les amygdales, toujours très-gonflées, permettent du moins un passage facile à l'air et aux boissons chaudes. M. T... se prétend guéri et ne peut assez se louer de ce nouvel émétique. « A Rome, dit-il, on m'a beaucoup fait vomir, car on avait l'habitude de faire précéder l'administration de la quinine d'un vomitif, mais jamais l'effet ne fut aussi rapide. Ici l'effet est terminé avant que l'action 'ne se soit fait sentir si l'on avait employé les vomitifs ordinaires. »

Action physiologique.

On peut étudier l'action physiologique à un double point de vue : l'action locale, sur la peau et le tissu cellulaire puisque nous n'avons guère employé que les injections hypodermiques, et l'action générale, comprenant :

1° Les effets sur l'appareil circulatoire, respiratoire et sur la température ;

2° Les effets sur le tube digestif ;

3 Les effets sur le système nerveux ;

4° L'action vomitive.

C'est dans cet ordre que nous allons exposer la question.

I. Action locale.

Et d'abord, où faut-il conseiller de faire l'injection d'apomorphine ? Dans un ouvrage devenu classique (De l'application hypodermique des médicaments, 1867), Eulenburg a conseillé, en règle générale, la partie interne de la cuisse et du bras, comme lieu d'application. Nous ne partageons pas cette manière de voir. Les régions indiquées par Eulenburg, à cause de leur richesse nerveuse, nous paraissent moins bien choisies que la partie dorsale de l'avant-bras ou du bras. En effet, ici existe un lacis veineux abondant, et par conséquent très-utile pour l'absorption : la peau est fine, se laisse distendre facilement, enfin et avant tout ces parties sont moins sensibles, ce qui est un énorme avantage. Déjà dans des injections de sublimé nous avions cru voir une différence sous ce rapport entre la cuisse et le bras, mais dans ce cas, la douleur est trop vive pour que l'on puisse facilement y découvrir des nuances : pour les injections ordinaires de morphine, d'atropine, etc., la différence est évidente.

L'injection sous-cutanée d'apomorphine est extrêmement peu irritante pour la peau et le tissu cellulaire.

Chez les animaux nous ne trouvâmes jamais de gonflement ni même de sensibilité exagérée. La dissection n'indiquait aucun changement dans les tissus.

Chez l'homme les phénomènes sont aussi peu sensibles que lorsque l'on injecte de la morphine. La douleur est insignifiante au bout d'un certain temps, il se produit une légère rougeur entourant la piqûre : au bout d'une demi-heure ou d'une heure il ne reste plus trace de l'opération.

Donc l'emploi thérapeutique de l'apomorphine ne trouve aucun empêchement de ce côté et sa valeur comme *émétique hypodermique* est encore augmentée par la facilité de la résorption et par la nullité du danger de l'administration.

ACTION GÉNÉRALE.

1° *Action sur le pouls, la température et la respira-*

tion. — Les recherches sur ces trois fonctions de l'organisme, respiration, circulation et calorification, nous ont semblé très-intéressantes. On a beaucoup discuté sur l'action des vomitifs à ce point de vue : on a beaucoup exagéré sans doute cette action, puisque l'on est arrivé à prétendre par exemple que l'effet antipyrétique si manifeste de la digitale était dû à l'acte du vomissement ou même à l'état nauséeux. Cette opinion a été réfutée nombre de fois, et nous n'avons pas à y revenir, mais nous sommes heureux de faire voir que nos recherches démontrent une fois de plus l'énorme différence qui existe entre l'action des émétiques et celle des antipyrétiques sur la température.

Circulation. — M. Siébert (loc. cit.) a fait à ce point de vue des expériences physiologiques extrèmement complètes. Nous n'avons pu les répéter, car les moyens nous faisaient défaut, et du reste, notre but était plutôt l'étude clinique du médicament. Voici la traduction de ce que dit cet auteur :

« Après l'injection, on observe des variations de P. légères et très-irrégulières, augmentant un peu lors du vomissement. Une première accélération, chez l'homme, coïncide avec le début de la nausée. Puis le pouls diminue de fréquence : le nombre des pulsations reste cependant au-dessus de la normale.

Peu avant le vomissement, arrive une seconde accélération : la quantité des pulsations est augmentée de un tiers, moitié ou même davantage. Ces phénomènes existent dans les cas de simple nausée, sans vomissement.

A la suite du premier vomissement, arrive un ralen-

tissement plus ou moins évident : l'accélération précède·
le second vomissement et ainsi de suite. Lorsque l'effet·
est terminé, la quantité de pulsations tombe un peu au-
dessous de la normale pour y revenir bientôt.

Le temps pendant lequel se passent ces phénomènes
varie en moyenne de une demi-heure à une heure. L'accélération du pouls avant le vomissement coïncide avec
la petitesse qui existe aussi après·le vomissement.

Pour ce qui regarde la *pression sanguine,* elle fut con-
stamment abaissée par l'injection d'apomorphine dans
la veine jugulaire, que les nerfs vagues aient été sec-
tionnés ou non. Cet abaissement se faisait très-rapidement, souvent pendant l'injection, mais disparaissait avec
la même rapidité. Ce fait me fit penser que l'injection
n'agissait pas en tant qu'apomorphine, mais en tant que
corps étranger, de réaction acide et à température autre
que celle du sang. J'injectai, par conséquent, de l'eau
distillée, en égale quantité, et j'obtins le même effet. Ainsi
un liquide absolument neutre, ne contenant aucune substance active chimiquement, a la même action que l'apomorphine. Donc ce corps n'a aucune influence sur la
pression sanguine. »

On verra en lisant avec soin nos observations, que ces
observations du pouls sont très-nettes et très-caracté-
ristiques. Elles avaient été déjà décrites il y a une ving-·
taine d'années par Ackermann (Obs. sur l'action physiologique des émétiques les plus employés ; Rostock, 1856).

2ᵉ *Respiration.* — D'ordinaire, on observe une accélération et une irrégularité des mouvements respiratoires
(sans qu'il y ait précisément coïncidence entre P et R),

au moment ou se produit l'accélération du pouls. Au début de chaque vomissement cette dyspnée transistoire reparaît : la respiration est surtout irrégulière, car des inspirations très-profondes succèdent à des inspirations imperceptibles. Ici encore on voit à la fin du vomissement, le nombre des respirations tomber bien au-dessous de la normale, mais le phénomène n'est pas absolument transistoire comme pour P. Il est même d'une assez longue durée, de une heure à deux heures en moyenne. Ce phénomène nous a semblé inexplicable.

Température. — Les variations de la T. se meuvent dans des limites extrêmement étroites : 0° 1 à 0° 5. L'augmentation de T. est aussi fréquente que la diminution : souvent il n'y a aucun changement et en tout cas ces oscillations de la colonne mercurielle ne présentent aucun caractère.

Chez les animaux, et chez le chien en particulier, il était visible que la T. montait plus souvent qu'elle ne descendait, surtout lorsque l'acte du vomissement coïncidait avec de violentes contractions musculaires. Il faut observer aussi que la T. chez le chien est extrêmement mobile.

Chez l'homme, le vomissement est plus facile, les contractions musculaires beaucoup moindres, et par conséquent l'effet sur la température est presque nul. Nous n'ignorons pas que dans des cas rares, le vomissement a produit des abaissements de température assez étonnants : M. Siébert lui-même a observé une diminution de 2° 8 ! au-dessous de la normale. L'auteur cherche à expliquer ce résultat singulier, soit par un rayonnement exagéré, soit par une production moindre de chaleur ; nous pensons qu'en face du nombre considérable d'observations qui ont démontré d'un façon positive que le vomissement ne déprime pas la température, les cas négatifs et surtout celui de M. Siébert doivent être considérés comme des singularités, dus à des idiosycrasies spéciales, comme des exceptions confirmant la règle générale.

Somme toute, nous n'avons trouvé de résultats directement opposés aux nôtres, au point de vue de la physiologie générale des vomitifs, bien entendu, que dans une note de MM. Duméril, Demarquay et Lecointe (in *Gazette des Hôpitaux*, 1851). Nous tenons grand compte des faits relatés par ces observateurs, et pour ne pas aller trop loin, nous dirons comme conclusion : « Le vomissement, produit par l'administration du chlorhydrate d'apomorphine, n'a aucune action sur la calorification. »

Nous voyons donc, en résumé, que l'action du médicament est très-manifeste sur le pouls et la respiration, et nulle sur la température. La première action est essentiellement transitoire et par conséquent ne peut constituer ni un avantage, ni un inconvénient dans l'administration thérapeutique de l'apomorphine.

2° Action sur le tube digestif. — Disons sur-le-champ, que nous n'avons jamais pu constater d'action sur le tube digestif.

D'abord, la constatation directe, sur les animaux sacrifiés exprès et qui avaient pris des doses considérables d'apomorphine, ne fit jamais découvrir la moindre trace de rougeurs ni aucun autre phénomène irritatif.

D'un autre côté, s'il y avait eu irritation intestinale,

cette irritation se serait traduite au dehors par ses symptômes habituels. Or, que l'on ait employé des doses moyennes, petites, ou très-fortes, que la même dose ait été répétée tous les jours pendant plusieurs semaines; l'appétit des animaux, leur activité secrétoire, leur bien-être général ne se trouvait changé en aucune façon.

Nous avons dirigé toute notre attention sur ce point dans nos observations sur nous-même. Jamais les selles ne furent plus colorées ou plus abondantes; jamais l'introduction du médicament ne s'accompagna de ténesme ou de coliques. Donc, l'action de l'apomorphine sur le tube intestinal peut être considérée comme nulle.

3° *Action sur le système nerveux.* — On sait quelle est l'influence dépressive des vomissements sur le système nerveux. L'acte complexe que l'on nomme vomissement, demande pour son accomplissement, la contraction synergique et violente d'un grand nombre de muscles, c'est somme toute, un travail assez fatigant que de vomir. Outre cette source de réaction nerveuse de fatigue, il en est une autre qui résulte du premier stade du vomissement, c'est l'état nauséeux. Quelle que soit l'explication physiologique que l'on admette, il n'en est pas moins vrai que le fait existe : la nausée est une source puissante de dépression nerveuse. M. le professeur Gubler a fait ressortir, avec son autorité habituelle, combien ce phénomène était important et d'une durée insolite dans le vomissement produit par le tartre stibié, et il en conclut que ce médicament en tire une bonne part de ses propriétés contro-stimulantes.

Sous ce rapport comme sous beaucoup d'autres, l'apomorphine diffère essentiellement du tartre stiblé. Le stade nauséeux est d'ordinaire extrêmement court; je dis d'ordinaire, car il semble d'autant plus court que la dose employée est plus grande. On a prétendu même que la nausée n'existait pas (D'Espine, in *Gazette de Dechambre*, 1873). C'est une erreur, mais cette erreur démontre combien la nausée est courte.

Il n'existe donc pas de raison particulière pour que le système nerveux soit déprimé davantage par l'apomorphine que par les autres vomitifs, puisque la nausée est plus courte et que les vomissements sont les mêmes. Et cependant, nous avons noté, dans la grande majorité de nos expériences, un besoin invincible de sommeil à la suite de l'action médicamenteuse. A quoi est dû ce besoin de dormir ? Nous avons dit pourquoi il ne nous semblait pas qu'il fût dû à l'exagération d'une action ordinaire. Les auteurs, et surtout Riégel (loco cit.) qui a maintes fois observé le fait, pensent que c'est une preuve de l'impureté de la préparation. « Une pureté moindre du médicament est démontrée, lorsque peu de temps après son administration, se produit une tendance invincible au sommeil, ou bien un collapsus de longue durée ». Cette idée est spécieuse : l'apomorphine est un corps très instable, ne différant que par un équivalent d'eau de la morphine : on conçoit très-bien sa transformation en morphine et par conséquent l'action hypnotique. Ajoutons encore que cet accident, toujours d'après les auteurs, n'arrive que lorsque la préparation est ancienne, et par conséquent déjà impure. Il nous semble cependant que cette explication ne concorde pas absolument avec les faits. En réalité, nous avons observé le sommeil avec des injections. d'une préparation récente; il reste là un point obscur.

Quoi qu'il en soit, que cette propriété hypnotique tienne à l'apomorphine ou aux produits de sa transformation, elle n'a aucune importance au point de vue thérapeutique. Ce sommeil nous a semblé plutôt bienfaisant que nuisible. Cependant nos observations ne sont pas suffisamment démonstratives. Des recherches ultérieures nous apprendront si le sommeil est dû aux impuretés. En attendant il vaut mieux considérer le fait comme démontré, et rejeter toute solution ancienne qui produit rapidement le sommeil, comme il a été dit à l'article Pharmacologie.

4° *Action émétique*. — En repassant l'action physiologique de la substance que nous étudions, on voit que jusqu'ici nous n'avons observé qu'une seule action, au point de vue thérapeutique, c'est celle sur le pouls et la respiration. Toute l'énergie de la substance semble se concentrer dans sa propriété émétique.

On a vu, dans une autre partie de ce travail, quelle était la posologie de l'apomorphine. Lorsque l'on emploie les doses indiquées, le vomissement survient, après un stade relativement court de nausée. La durée qui s'écoule entre l'injection et l'effet dépasse rarement dix minutes : lorsque la dose est suffisante, on peut admettre que cette durée est en moyenne de cinq minutes. La rapidité de l'effet médicamenteux semble tenir essentiellement à la quantité de médicament employé. Ainsi, dans notre observation III et notre expérience IV, on voit qu'avec des doses puissantes on peut obtenir le vomissement au bout de *une minute*. Ce fait constitue une singularité de plus. Ainsi, M. d'Ornellas (loc. citat.) nous avait appris que pour les injections d'émétine, c'était absolument le contraire qui se passait : « le vomissement était d'autant plus long à se produire, que la dose d'émétine était plus massive et que par conséquent la sidération de l'estomac était plus grande. » En résumé, l'action émétique de l'apomorphine est rapide, et elle est d'autant plus rapide, que la dose employée est plus considérable.

Combien de temps durent les vomissements? A la dose de 1 à 1 1[2 centigramme, l'on peut s'attendre à deux vomissements, trois tout au plus séparés par un intervalle de 1[4 à 1[2 heure. Ainsi donc, au bout de 3[4 à 1 heure, l'effet médicamenteux est produit. Il est inutile d'insister sur l'avantage que la pratique peut tirer de ce fait.

L'organisme paraît s'habituer peu ou point à l'action du médicament. Rappelons les faits si démonstratifs de Siebert et les expériences décrites au commencement. Toutefois on n'est pas encore bien sûr qu'il en soit de même chez l'homme.

Ici se pose une question, mais que nous ne pouvons que signaler, car elle ne rentre pas dans notre sujet. Comment et par quel mécanisme le vomissement a-t-il lieu? Je ne rappellerai pas les travaux des physiologistes sur un sujet très-controversé anciennement. De nos jours, on admet que le vomissement est une action produite par l'irritation directe du médicament sur les filets périphériques du nerf vague répandus sur la muqueuse stomacale. Nous avons déjà cité le travail de M. le Dr d'Ornellas dont les savantes recherches sur l'action de l'émétine semblent absolument confirmer cette théorie.

Peut-on admettre ce mécanisme pour l'apomorphine?

Sans prétendre vouloir juger cette question, voici les faits que nous soumettons à l'appréciation du physiologiste :

L'action émétique est infiniment plus rapide et plus énergique, par l'injection sous-cutanée que par l'absorption par la bouche. Le contraire devrait exister.

Lorsqu'on emploie des doses considérables, on obtient des vomissements d'une rapidité étonnante sur les animaux et sur l'homme (1 minute, 1 minute et demie; voir exp. IV et observ. III). Peut-on admettre que le médicament ait eu le temps d'agir sur les filets périphériques du nerf vague dans l'estomac ?

Plus la dose est forte, plus le vomissement est rapide et énergique; le contraire existant pour l'émétine, M. d'Ornellas en avait conclu à une sidération des nerfs de la muqueuse stomacale.

On le voit, il y a des problèmes non résolus. Peut-être le vomissement, comme tant d'autres actes organiques, peut-il être le résultat de divers mécanismes. C'est ce qui semblerait résulter de la différence extrême d'action entre l'émétine et l'apomorphine.

Thérapeutique.

Après avoir étudié l'action physiologique du médicament, il est nécessaire de se demander si ses qualités particulières répondent à des indications thérapeutiques, il est nécessaire de rechercher les cas dans lesquels son emploi paraît devoir être avantageux, ce qui constitue en un mot l'emploi thérapeutique.

Bourgeois.   4

Or, rappelons-nous ce que nos recherches nous ont permis de dire de l'action physiologique du chlorhydrate d'apomorphine lorsqu'il est pur.

C'est un émétique à action rapide ;

2° Ne provoqnant aucune irritation du système digestif, n'ayant aucune action marquée sur les autres fonctions organiques ;

3° Pouvant être administré par la voie hypodermique.

Une comparaison rapide avec les émétiques connus dans la matière médicale va nous montrer que le nouveau vomitif est le seul qui possède simultanément ces trois qualités. Bien plus, il présente ces qualités à un degré tel qu'on peut les lui considérer comme propres. Il faut donc s'attendre à ce que, dans certains cas, son emploi sera plus particulièrement utile ; c'est ce que nous rechercherons plus tard.

Et d'abord, l'action émétique est-elle plus rapide ? L'ensemble des faits que nous avons exposés répond d'une façon affirmative surtout pour les injections hypodermiques, où l'effet est, dans la grande majorité des cas, produit de cinq à dix minutes après l'application médicamenteuse. Le vomitif le plus actif et le plus rapide connu jusqu'ici était l'émétine, lorsqu'il était administré à dose modérée ; et cependant il s'écoule d'ordinaire vingt à trente minutes jusqu'à ce que son action se fasse sentir : c'est ce qui arrive aussi dans les cas ordinaires où l'on administre de l'ipéca ou du tartre stibié.

En second lieu, l'action est simple, avons-nous dit. En général, plus l'action d'un médicament est simple, plus il doit être apprécié, car mieux il s'adapte aux indications thérapeutiques, dont la simplicité est une qualité principale. On doit par conséquent considérer comme un avantage que l'action de l'apomorphine soit simple. Il est vrai que dans la majorité des cas où l'on emploie les vomitifs, c'est-à-dire les embarras gastriques, les fièvres rémittentes et bilieuses saisonnières, les grippes, les bronchites, on cherche intentionnellement à produire un effet complexe, c'est-à-dire à provoquer une expulsion violente des matières contenues dans l'intestin, en même temps qu'une irritation légère des voies intestinales se démontrant en diarrhée. Dans ce but, on emploie en général le tartre stibié ou mieux un éméto-cathartique, c'est-à-dire le tartre stibié combiné au sulfate de soude. Beaucoup de médecins rejettent cette pratique comme dangereuse, surtout par les temps chauds (où prédominent les affections dont nous avons parlé) et lorsqu'il y a encombrement. Nos collègues de l'armée ont appelé depuis longtemps l'attention sur le danger qu'il y a à administrer sans les plus grandes précautions le tartre stibié en été et quand existe une grande accumulation d'hommes : ils ont été plus à même d'observer en grand nombre ces cas de *choléra stibié*, caractérisés par des diarrhées colliquatives, des vomissements, du collapsus et qui amenaient si fréquemment la mort en Italie et en Crimée.

Il nous est arrivé à nous-même, pendant la guerre de la Commune, de voir mourir en deux jours un jeune officier d'infanterie, et la cause de la mort serait encore inexpliquée, si notre attention n'avait été attirée sur ce fait que le malade avait pris imprudemment une dose ordinaire de tartre tibié en se sentant malade ; imprudemment, vu l'encombrement considérable (qui existait alors aux environs de Paris. Aussi préfère-t-on généralement, et avec raison selon nous, administrer, dans ces circon·stances spéciales, l'ipéca, dont l'action est plus simple. Nous ne voulons pas faire ici le procès du tartre stibié qui est un médicament excellent, à action complexe, et qui joint à ses qualités éméto-cathartiques des propriétés antipy-rétiques excessivement remarquables. Mais nous voudrions bien faire comprendre que s'il y a inconvénient, dans des cas rares, à administrer le tartre stibié, cet inconvénient résulte *de la complexité de son action*, et qu'une action simple est toujours préférable au point de vue thérapeu-tique. Du reste, nous répétons que cet inconvénient ne se présente que rarement, et le praticien, par conséquent, l'évitera facilement.

Au point de vue de la simplicité d'action on pourrait mieux comparer l'ipéca à l'apomorphine. On admet en général que l'ipéca possède une action émétique plus faible que celle de tartre stibié. Quoique ce terme « action émétique plus faible » laisse un certain vague dans l'es-prit, le fait clinique semble vrai. De plus la tolérance s'établit très-facilement pour l'ipéca, car les dysentéri-ques auxquels on administre des doses considérables de ce médicament macéré à la brésilienne ne vomissent guère que le premier jour lorsqu'ils vomissent. Cet exemple nous amène à dire, qu'à côté de l'action émétique, l'ipéca exerce incontestablement une action énergique sur le tube intes-tinal, action intime, encore inexpliquée, non irritative probablement, mais enfin action importante et qui fait que l'ipéca ne possède pas non plus la simplicité d'action que nous réclamons pour les besoins de la thérapeutique,

Au contraire de ces deux médicaments, le chlorhydrate

d'apomorphine semble posséder une action entièrement simple. Nous disons « semble », car nous n'ignorons pas qu'il pourrait y avoir sur l'intestin, par exemple, une action invisible, dans l'intimité des tissus, en un mot semblable à celle de l'ipéca : mais nous n'en avons pas constaté. Nous ne parlons pas de l'action sur le système nerveux, qui est loin d'être démontrée. C'est à l'observation clinique subséquente à confirmer la réalité de nos prévisions.

Un autre fait important semble ressortir des recherches physiologiques que nous venons d'exposer et notamment des expériences sur les animaux, c'est que l'organisme ne s'habitue pas à l'impression du médicament, en un mot qu'il n'y a pas de *tolérance*. Ce fait serait tellement inattendu que ce n'est que sous toutes réserves que nous en parlons, car l'observation sur l'homme ne l'a pas encore établi avec toute la rigueur nécessaire. On sait que pour l'ipéca et surtout pour le tartre stibié la tolérance s'établit avec une très-grande rapidité. Cette propriété de l'apomorphine d'être *intolérée* par l'organisme pouvait du reste être aussi souvent un inconvénient qu'un avantage, surtout si l'observation clinique arrivait à découvrir, pour cette substance, des propriétés accessoires, analogues à celle de l'émétique et de l'ipéca.

Il y a des cas où la tolérance des médicaments est un fait extrêmement fâcheux : par exemple les cas de croup ou de bronchite capillaire, où les vomissements ont de tout temps été considérés comme un moyen de salut. L'apomorphine ne serait pas exempte du reproche d'être tolérée d'après M. d'Espine (in Gaz. hebdomad. 1873, n° 49. Une visite à la Faculté de Leipsick).

« Il est vrai, ajoute-t-il, que lorsque l'asphyxie com-
mence, il y a une espèce d'anesthésie stomacale qui
paralyse également l'effet de l'ipéca et du sulfate de
cuivre. » Nous n'avons pas une expérience suffisante, au
point de vue clinique, pour trancher le débat, et nous
regrettons que les résultats obtenus à Leipsick, où obser-
vait le D' d'Espine, ne soient pas encore publiés. Tout
ce que nous pouvons affirmer, c'est que nous avons toujours remarqué une singulière persistance de la susceptibilité organique vis-à-vis du médicament.

Nous voyons donc que l'apomorphine présente sur les
deux principaux émétiques, deux avantages ou plutôt
deux différences : c'est d'être *simple* et être *intolérée*,
différences qui pourront dans certains cas la faire utiliser
par le praticien d'une façon avantageuse.

Outre ces deux corps émétiques, il nous resterait à
parler du sulfate de cuivre, mais ce vomitif dangereux
n'est employé que dans des cas très-rares et nous ne
nous en occuperons pas ; nous laissons de côté aussi les
émétiques *par utilisation d'une qualité secondaire des
médicaments,* par exemple le chloroforme et la morphine. M. Luys a fait des expériences sur la morphine
comme vomitif; M. Luton (de Reims) a dans le même
but proposé le chloroforme. Nous n'y insisterons pas,
ces médicaments rentrent dans les médications que
M. Luton qualifie de *paradoxales.* Lorsqu'il faut absolument faire vomir une personne en danger de mort, il
vaut certainement mieux lui administrer de la morphine
ou du chloroforme, lorsqu'on n'a que cela sous la main,
que de rester inactif, mais les deux corps ont des propriétés trop dangereuses, pour qu'on puisse les utiliser

dans la pratique comme émétiques. A propos des expériences de M. Luys, nous signalons la différence entre les doses vomitives de l'apomorphine et de la morphine, l'esprit fait invinciblement ce rapprochement, Il faut injecter au moins 2 ou 3 centigrammes de morphine pour obtenir les nausées et le vomissement, en même temps que l'on observe les symptômes d'un premier degré de narcotisme.

Mais ce qui différencie le plus nettement l'apomorphine de l'ipéca et de l'émétique, c'est qu'on peut l'administrer par *la méthode sous-cutanée*, sans danger de phénomènes d'irritation locale, sans qu'il y ait même de douleur marquée. Il y a longtemps que les praticiens ont senti combien il serait heureux, dans certains cas, que l'on puisse injecter le vomitif. Ces cas sont précisément ceux où l'administration du médicament est le plus impérieusement commandée (cas de croup, de bronchite capillaire, d'œdème de la glotte, etc.). Aussi n'a-t-on pas manqué de faire des recherches dans cette voie.

On ne peut songer à ce genre d'application des émétiques minéraux, d'abord à cause des doses considérables que l'on serait forcé d'employer, ensuite à cause des désordres locaux qui sont la suite immédiate de l'administration de ces médicaments. Aussi a-t-on fait très-peu d'expériences de ce genre, excepté avec le tartre stibié. Eulenburg (*loc. cit.*) fit quelques injections d'émétique sur des chiens. Il observa une action très-irrégulière, dans un cas il y eut mort de l'animal, la dose employée était de 4 grains (20 centigr.). Ellinger (in Eulenburg, *loc. cit.*) aurait observé une action très-rapide après injection de 1/2 grain (0,025 mill.) chez l'homme. Mais en même temps, phlegmon suppuré de l'avant-bras accompagné d'une lymphangite violente s'étendant jusqu'à l'aisselle.

Le tartre stibié n'ayant point donné de résultat, on chercha d'un autre côté, et on eut l'idée d'injecter l'alcaloïde de l'ipécacuanha. L'*émétine* (le vomitif par excellence) se présente sous deux formes dans le commerce, l'émétine pure et l'émétine impure ou colorée. Les deux produits ont été employés, mais ne paraissent pas avoir donné des résultats satisfaisants. Ainsi Eulenburg (*loc. cit.*) employa l'émétine pure, chez un enfant atteint de bronchite capillaire, mais sans aucun résultat. Même fait pour Husemann, dans un cas d'empoisonnement par l'oxyde de carbone (in die Pflanzenstoffe in chemich physiologicher Hinsicht, 1870). Schuchart (Handbuch der Allg. Arzneimittellehre, 1858) essaya l'émétine impure sur des lapins. Les muscles situés au-dessous de l'endroit de l'injection étaient dégénérés dans une étendue considérable, colorés en rouge sombre et remplis de sang ; dans le tissu cellulaire existaient des infiltrations séro-sanguinolentes, surtout le long des veines jusque dans l'abdomen. Siebert lui-même, dans son mémoire sur l'apomorphine, nous apprend qu'il a fait de son côté des expériences sur ce sujet. Il injecta à des chats l'émétine pure, légèrement brune, à dose de 24 à 30 milligrammes. Le vomissement survint en 30 à 45 minutes. Jusque peu avant le vomissement les animaux se tinrent tranquilles et ne montrèrent aucune contrariété. En deux cas il y eut une diarrhée qui persista jusqu'au lendemain, en même temps qu'un aspect

misérable des animaux et un manque complet d'appétit.
Dans un cas, l'endroit où l'on avait fait l'injection était
enflammé et très-sensible au toucher, mais cette menace
de phlegmon disparut en quelques jours.

Le travail le plus important sur ce sujet est celui de
M. d'Ornellas (Du vomissement, *loc. cit.*, in Bulletin de
thérapeutique, 1873), travail dans lequel l'auteur utilise
des injections nombreuses d'émétine pour confirmer la
théorie du vomissement ayant son point de départ dans
une irritation locale de la muqueuse de l'estomac. Ces
injections furent faites en général sur des chiens, deux
fois sur des hommes. Malheureusement ces observations
ne donnent aucun détail sur les phénomènes qui accom-
pagnèrent ou suivirent l'injection. Y eut-il douleur?
Observa-t-on des désordres locaux comme dans le cas
d'Eulenburg.

Ces questions ne sont pas résolues. Il est vrai que
dans les recherches de physiologie pure, elles ne présentent qu'une médiocre importance; pour nous, qui
cherchons à faire un travail clinique, elles sont de premier ordre. En supposant même que l'injection d'émétine ne s'accompagne pas de désordres locaux, il fau-
drait reconnaître cependant que sa valeur comme vomitif
courant est très-inférieure à celle de l'apomorphine.
C'est, en effet, une substance d'un prix considérable, à
action lente (de 1/2 heure à 1 heure), d'autant plus lente
que la dose est plus considérable; et très-difficile à avoir
pure. Sous ce rapport, l'apomorphine réalise davantage
l'idéal du vomitif par excellence, et semble mériter à
plus juste titre le nom d'*émétine*.

Ainsi se trouve établi l'avantage principal du médica-

ment que nous étudions : l'apomorphine est un médicament à action sûre, lorsqu'il est introduit sous l'épiderme.
Cette proposition ne souffre d'exception que dans le cas
où la substance est originairement impure ou altérée, ce
point a été détaillé à l'article Pharmacologie.

Nous avons cherché à démontrer que l'apomorphine
présentait trois qualités principales : la sûreté, la rapidité
et l'innocuité. Nous avons vu, en outre, qu'il pouvait être
avantageusement employé par la méthode sous-cutanée.
C'est donc un émétique de premier ordre. Mais de ce
qu'un médicament fasse vomir, il ne s'ensuit pas qu'il
faille l'employer dans tous les cas où un vomitif est
nécessaire. Dans la pratique, il faut calculer avec soin les
qualités accessoires des vomitifs avant de les employer ;
voilà pourquoi nous avons insisté avec tant de soin sur
ces qualités accessoires et sur sa comparaison avec les
médicaments connus.

Nous allons voir maintenant quels sont les cas où
l'emploi de cette nouvelle substance nous semble utile,
mais auparavant nous signalerons les désavantages
qu'elle présente à côté de ses incontestables avantages.

1º Sa facilité de décomposition ;

2º Son prix élevé ;

3º Enfin, l'incertitude de la posologie.

Ce 3º inconvénient doit être à peine signalé.

Les deux premiers sont purement matériels, mais enfin
ont une grande importance. On peut espérer qu'une
fabrication perfectionnée diminuera les prix, qu'on trou-
vera peut être un sel moins instable que le chlorhydrate,
mais enfin on ne peut raisonner que sur le présent, et

tout bien pesé il faut conclure que l'altération inévitable
du produit nous paraît être le principal inconvénient de
l'apomorphine. Dans un hôpital, où la solution peut être
fréquemment renouvelée, ce désavantage disparaît, et l'on
conçoit que le Dr Riegel ait pu dire « que l'apomorphine
était le meilleur vomitif »; mais dans la pratique il en est
autrement.

Quels sont, d'après cela, les cas où l'emploi de ce vomitif est le plus logique ?

1° *La médecine des enfants* en général. — Cela se comprend aisément. Il faut que le praticien puisse passer
outre la bonne volonté de son petit malade, et il admi-
nistrera plus aisément son émétique par une piqûre à l'é-
piderme qu'en le faisant avaler. En outre, dans la médecine infantile, on administre journellement les vomitifs :
les cas sont souvent graves, une action rapide est nécessaire; voilà les raisons qui paraissent justifier l'emploi de l'apomorphine dans les hôpitaux d'enfants.
MM. Riégel et Bœhm (loc. cit.), qui ont expérimenté à
l'hôpital des Enfants de Wurtzbourg, insistent particulièrement sur ce fait; ils pensent même qu'en raison de
ses qualités, l'apomorphine y doit être exclusivement employée.

2° Certains cas d'empoisonnement.

3° La médecine des aliénés.

Enfin, nous ajouterons une réflexion. Il faut avouer que
rien ne satisfait mieux l'esprit, et n'est plus conforme aux
idées thérapeutiques modernes que l'administration hypodermique des médicaments. Aussi n'est-il pas douteux
que le praticien injectera souvent l'apomorphine lorsqu'elle sera mieux connue, uniquement *parce qu'en faisant cela, il sera sûr de ce qu'il fait.*

CONCLUSIONS

Ces observations et ces expériences nous ont amené aux conclusions suivantes qui résument notre opinion sur la valeur de ce remarquable médicament :

1° L'apomorphine, ou plutôt le chlorhydrate d'apomorphine, lorsqu'il est pur et employé à dose suffisante, est un vomitif rapide, simple et innocent.

2° C'est un vomitif *rapide*, car son action a toujours lieu 10 minutes au plus tard après l'administration.

3° C'est un vomitif *simple*, car il ne semble pas exercer d'action sur les autres systèmes.

4° C'est un vomitif *innocent*, car il ne paraît pas posséder de propriétés toxiques dangereuses.

5° Enfin la facilité avec laquelle on peut l'administrer en injection sous-cutanée répond à un desideratum thérapeutique, et doit le faire adopter par les médecins dans certaines conditions spéciales, telles que la médecine des enfants et des aliénés.

LITTÉRATURE DE L'APOMORPHINE

Arppe. D'un changement remarquable de la morphine sous l'influence de l'acide sulfurique. In Liebig's Annalen der Chemie und Pharmacie, t. LV.

Gérardt et Laurent. Sur deux dérivés de la morphine et de la narcotine. In Journal de chimie et de physique, 3ᵉ série, t. XXIV.

Anderson. De la constitution de la codéine et de ses dérivés. In Edinburgh royal Ssciety transaction, t. XX.

Mathiesen et Wright. De l'action de l'acide chlorhydrique sur la morphine et sur la codéine. In Procedings of the royal Society, t. XVII; et Liebig's Annalen, t. VII, 1870 (1).

Mayer. Notice sur l'action du chlorure de zinc sur la morphine. In Rapport de la Société de chimie de Berlin, février 1871.

Siebert. Recherches sur l'action physiologique de l'apomorphine. In Archiv der Heilkunde, 1871 (2).

Riegel et Boehm. Recherches sur l'action émétique de l'apomorphine. In Archiv für Klinische medicin, t. IX.

Riegel. Suite aux Recherches. Ibidem.

Congrès des naturalistes allemands en 1872 à Leipzig. In Revue scientifique, 1872, p. 1184.

D'Espine. Une visite à l'université de Leipzig. In Gazette hebdomadaire, 1873, nᵒ 49.

(1) In Bulletin de la Société de chimie de Paris, 1868 (très-incomplet).
(2) In Bulletin de la Société de chimie, 1872 (analyse trop succincte).

9 782329 143958